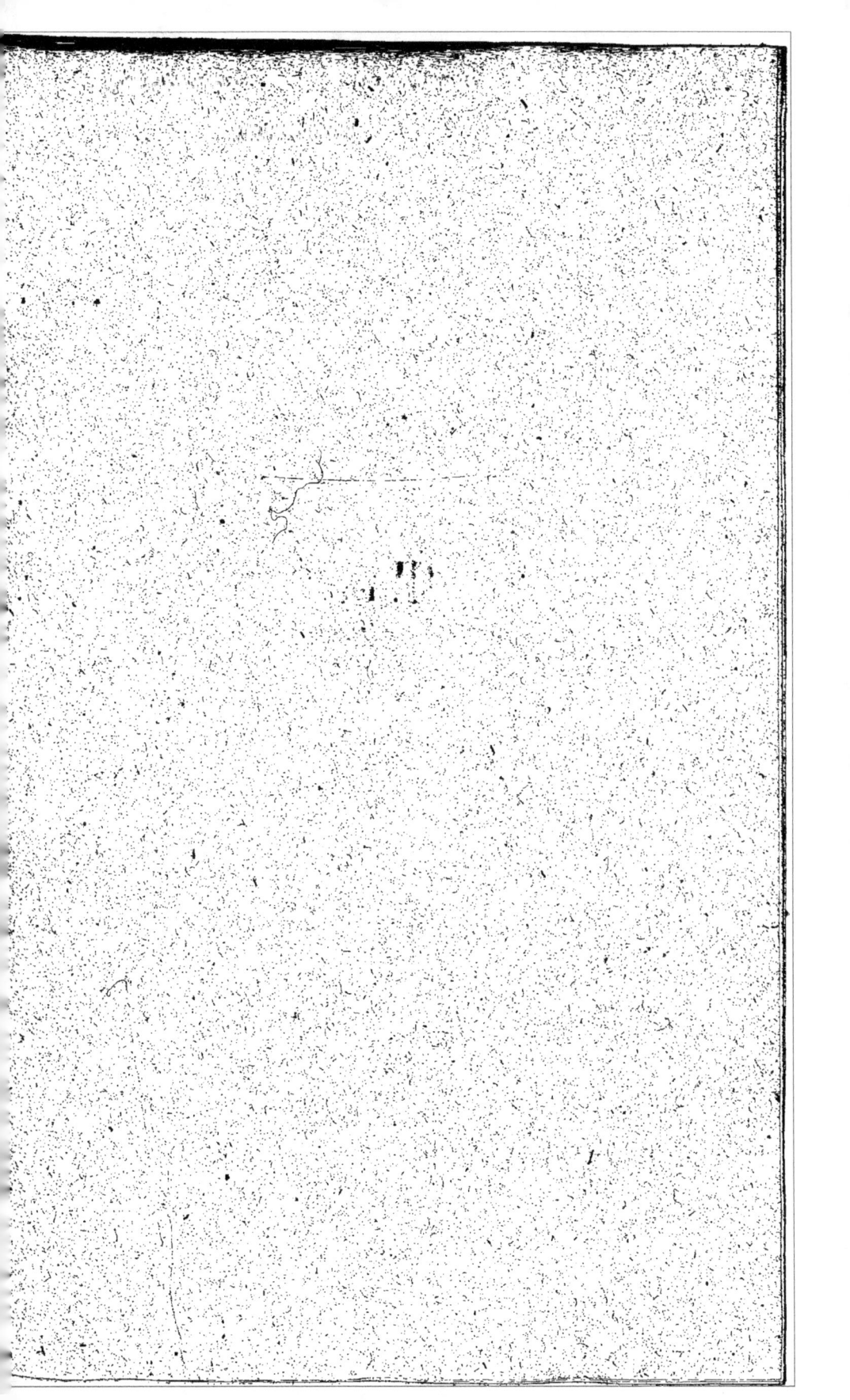

HISTOIRE

DE

LA NOUVELLE DOCTRINE

MÉDICALE ITALIENNE.

HISTOIRE

DE

LA NOUVELLE DOCTRINE

MÉDICALE ITALIENNE;

SUIVIE

DE QUELQUES CONSIDÉRATIONS RELATIVES A L'EMPLOI
DE L'EAU COHOBÉE DE LAURIER-CERISE DANS LES
INFLAMMATIONS DE LA POITRINE;

PAR JOSEPH SAUTTIER,

Docteur en Médecine et en Philosophie de l'Université de Turin,
Membre-correspondant de la Société de Médecine-Pratique
de Paris, etc.

Rerum cognoscere causas.

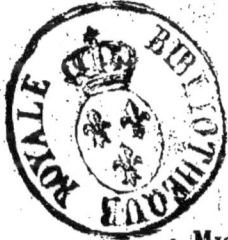

A PARIS,

CHEZ { MIGNERET, Imprimeur-Libraire, rue du Dragon,
N.° 20, faubourg S. G. ;
BÉCHET jeune, Libraire, place de l'Ecole de
Médecine, N.° 4.

1823.

A

M. BALBIS,

DOCTEUR EN MÉDECINE, PROFESSEUR DE BOTANIQUE
A LYON, MEMBRE DE PLUSIEURS SOCIÉTÉS SA-
VANTES.

C'ÉTAIT dans l'espérance de rendre cet Opus-
cule plus digne de vous être offert, que j'ai pré-
senté un Mémoire à la Société de Médecine-
Pratique. Satisfait autant qu'honoré de la men-
tion que j'ai obtenue, j'avoue néanmoins qu'un
succès plus complet me fût devenu bien précieux,
puisqu'il m'eût été permis de vous en faire hommage.

J'ai d'abord hesité, Monsieur, à vous offrir
un si faible travail, mais le désir de manifester
ma reconnaissance s'est fait jour à travers mes
justes appréhensions; veuillez recevoir le fruit
de mes jeunes veilles.

J. SAUTTIER.

a

A
MON PÈRE,

DOCTEUR EN CHIRURGIE DE L'UNIVERSITÉ DE TURIN.

C'EST aussi à vous, le meilleur et le plus tendre des pères, que j'offre les essais de ma jeunesse. L'hommage vous en est dû comme à mon premier maître. Puissiez-vous trouver à le recevoir le même bonheur que je trouve à vous l'offrir.

J. SAUTTIER.

INTRODUCTION.

La Médecine, comme les autres connaissances humaines, ne s'est perfectionnée qu'à de certaines époques. Son enfance dura long-temps, malgré le génie d'Hippocrate, et ce ne fut qu'à la décadence des écoles péripatétiques, lorsque l'autorité fit place au raisonnement et à l'expérience, qu'elle commença à entrer dans sa jeunesse. Alors des philosophes excités par l'amour de la vérité, essayèrent de la réduire en système, et répandirent bientôt sur l'horizon médical une lumière bienfaisante. Leurs successeurs imitèrent leur noble exemple; mais en s'éloignant trop de la voie qui leur avait été tracée, les Vanhelmont, les Borelli, les Sthalh fabriquèrent des systèmes dont les principes abstraits et nullement conformes à l'expérience, devinrent presque un objet de dérision pour ceux qui étudièrent ensuite la médecine. Ces systèmes, fondés sur des erreurs physiologiques, furent abandonnés lorsque le docteur Hoffmann expliqua les phénomènes de l'économie animale, en remontant aux pouvoirs moteurs primitifs qui la dirigent : sa doctrine simple et claire fut favorablement accueillie dans les meilleures Ecoles de l'Europe , et elle y maintint long-temps sa domination. Cependant le réformateur d'Edimbourg, doué d'un esprit pénétrant et profond, change la face de la science : persuadé qu'il ne pouvait établir un système sans donner, au préalable, une exacte définition de la vie, Brown commence par dire qu'elle n'est que le résultat *des stimulans sur l'excitabilité* ; il considère la santé et la maladie comme des modifications de la vie. Selon lui, tout ce qui affecte l'organisme agit en stimulant, et la faiblesse elle-même qui résulte de l'action des puissances agissantes, n'a lieu qu'en vertu de leur seul stimulus.

Brown ayant uniquement en vue la simplicité de son système, foule aux pieds l'observation et l'expérience ; il érige en dogme absolu un principe dont on avait déjà tenu compte avant lui, puisque, depuis la célèbre découverte de Haller, éclairée par Zimmerman, Fontana, Veder, Caldani et Zinn , plusieurs

médecins expliquèrent, à l'aide du stimulus
tous les phénomènes de l'état sain ou morbide,
et les effets des médicamens. Quoiqu'il en soit,
les erreurs dans lesquelles est tombé l'auteur
Écossais, sont aujourd'hui trop manifestes
pour que l'on s'y méprenne, ou qu'on doive
les signaler : cette tâche a été soigneusement
remplie par plusieurs savans; il nous reste à
parcourir leurs ouvrages, et sachons-leur gré
d'avoir si puissamment contribué à l'avance-
ment de la science. Je ne saurais d'ailleurs,
sans être mu par une vaine présomption et
sans défiance de moi-même, prétendre à di-
riger l'opinion publique. Loin de moi la pen-
sée d'imiter quelques écrivains qui, ayant à
peine secoué la poussière des Ecoles, se mê-
lent d'innover dans leurs écrits, en affectant
le ton ridicule de tout savoir, et honorent
par leurs injures ceux qui ne peuvent penser
comme eux. Imbus de quelques connaissances médicales, ils s'imaginent exciter en leur
faveur l'admiration publique, et ils s'arrogent
des droits que n'eurent jamais les maîtres de
la science. Tandis que ceux-ci tâchent, par
leurs veilles, d'agrandir le champ de nos connaissances, et ne cessent de répéter ces sublimes paroles du philosophe Grec : *Unùm scio*

quod nihil scio (1), ceux-là croyent s'être déja rendus immortels par leurs productions, fruit de leur génie et de leur sagacité.

Le brownisme continuait d'exercer ses ravages dans certaines contrées de l'Italie, lorsque vers la dernière année du dix-huitième siècle, l'épidémie de Gênes excita l'attention des médecins. En 1800, cette ville se trouvait en état de siège, et était désolée par une épidémie de fièvres pétéchiales. Le célèbre Razori s'aperçut que les toniques et les stimulans exaspéraient le plus souvent cette maladie. C'est pourquoi il changea le plan de traitement, et recourut aux moyens antiphlogistiques. Ses tentatives ne tardèrent pas à être couronnées du plus heureux succès. De retour à Milan, il remarqua dans le grand Hospice, dont il était le médecin en chef, que les individus atteints de péripneumonie supportaient facilement le tartrite antimonié de potasse, et que plus l'inflammation était intense, plus la fibre avait d'aptitude à s'opposer à l'action de ce médicament. Ce phénomène remarquable fit naître à M. Razori l'idée de la nouvelle doctrine du *contro-stimulus*; ses

(1) *Diogen. Laërt.*, *in Socrat.*

principes furent ensuite expliqués à l'Ecole
de Pavie, par le savant Borda, jusqu'à ce que,
victime de l'envie et de la jalousie, ce dernier
céda la chaire à un de ses antagonistes promu
au grade de professeur, sans concours, et l'on
sait assez de quelle manière. Les succès qu'a-
vait obtenus le Praticien que je viens de nom-
mer, par sa nouvelle méthode de traiter les
maladies diathésiques, et la haute réputation
que lui avaient acquise ses talens, ne cessè-
rent d'attirer à Pavie des médecins de toutes
les nations ; et quoiqu'il fût chaque jour en
butte aux vexations de ses ennemis, il ne
pouvait s'empêcher d'instruire les autres :
cette passion l'avait constamment animé depuis qu'il s'était aperçu qu'il pouvait être
utile ainsi à ses semblables. Ayant suivi ses
leçons et sa pratique à l'Hôpital, j'espère
rapporter fidèlement ici les idées de ce Professeur, relativement à la nouvelle Doctrine
médicale italienne. Il est vrai, un jeune médecin, à qui j'avais confié mes notes recueil-
lies auprès de M. Borda, m'a précédé dans
ce travail ; mais son *Exposition sommaire* laisse
beaucoup à désirer et n'est pas exacte, comme
on le jugera bientôt : si, comme il se plaît à
le dire lui-même, il n'est guères possible de

parler avec exactitude de l'état actuel de la médecine en Italie, sans avoir siégé sur les bancs de ce pays, il est bien avéré qu'il lui était difficile de remplir avec justesse la tâche qu'il s'était imposée.

M. Vanderlinden a traduit avec la plus grande précision *l'Introduction aux Leçons de Clinique de M. Thomasini;* nous pensons qu'il ne s'étend pas assez sur les diathèses, dont l'intensité et la nature dirigent seules le Praticien dans le traitement des maladies, et l'autorisent à prescrire des doses excessives de remèdes contro-stimulans, sinon avec le plus grand avantage, au moins sans danger et sans suites funestes pour les malades.

HISTOIRE

DE

LA NOUVELLE DOCTRINE

MÉDICALE ITALIENNE.

De l'Excitabilité.

CETTE propriété en vertu de laquelle les fibres de l'économie éprouvent des changemens par l'application de plusieurs agens, et qui distingue le corps vivant de l'être privé de vie, est appelée par M. Thomasini *excitabilité*. On ne doit pas appliquer à ce mot un sens différent de celui de vitalité ou de disposition au mouvement. M. Thomasini s'en est servi pour mieux exprimer l'aptitude dé la fibre à ressentir l'action des puissances excitantes.

L'excitabilité anime tous les êtres vivans. Tous sont, à leur manière, excitables ; mais cet attribut des corps organisés ne produit

1

pas seul la vie : si l'on enlève les puissances qui la mettent en jeu, elle demeure sans effet ou inapercevable. Que l'on soustraie aux animaux la chaleur, l'oxygène et la nourriture, aux plantes la lumière et l'azote, les animaux et les plantes restent bientôt sans mouvement : le résultat de l'action de ces principes sur les animaux et sur les plantes donne donc l'idée de la vie. (1).

---

(1) On n'a donné aucune définition générale de la vie, avant le réformateur Écossais. Boërrhaave appela vie animale cette condition des fluides et des solides, qui est nécessaire au commerce réciproque de l'esprit et du corps, ce qui était dire que la vie consiste dans les conditions nécessaires à la vie. Boissier de Sauvages la définit un concours d'actions dont l'harmonie constitue la santé. Gaubius dit que la vie est cet état de la machine animale qui suit les lois de la nature; Wrignault renouvellant les définitions de Boërrhaave et de De Sauvages, la fit dépendre d'un concours d'actions et de la conspiration vitale de tous les organes réagissant sympathiquement les uns sur les autres. Grégory semble dire que la vie est l'exercice des fonctions, si on lit son *Prospectus* de médecine; parlant ailleurs des solides vivans, il fait dépendre leur sensibilité et leur mobilité de la vie. Cullen la fait consister dans un excitement du système nerveux, et spécialement du cerveau. M. le Baron Cuvier a mieux fait

L'excitabilité ne peut être affectée sans l'intermédiaire des tissus organiques dont elle est une propriété ; mais elle peut recevoir

---

que ses prédécesseurs : il avoue que la connaissance que nous avons de la vie est très-obscure , et que les corps vivans sont doués d'une propriété qui n'a point été départie aux corps inertes, c'est la vie. M. Thomasini entend par vie un état de violence continuelle produite par l'excitation du solide animé, et modéré par l'application continuelle des puissances contro-stimulantes.

La plupart des définitions que nous venons d'exposer, nous démontrent qu'on a confondu la vie elle-même avec les phénomènes qui en dépendent. M. Martini, professeur à l'Université de Turin , joignant à ses rares talens une érudition vaste et profonde, nous donne dans son précieux Traité de Physiologie , une définition de la vie qui ne laisse rien à désirer : *Periodus quam corpora organica emetiuntur , per quam idoneis stimulis affecta motus exercent , qui ad mechanicas, physicas chymicasque leges exigi nequeunt.* Si l'art de raisonner, selon Condillac , se réduit à une langue bien faite, si les sciences ont fait des progrès depuis que les philosophes ont mis dans leur langage de la précision et de l'exactitude , nous devons de la reconnaissance à ce professeur transalpin pour l'exposition savante et exacte des principes physiologiques qu'il vient de publier.

.1..

des modifications par certains agens qui ne
produiront pas un changement sensible, ou
une altération morbide dans la structure des
organes: distinction importante pour le réformateur Italien, et qui le conduit à ap-
peler *dynamiques* les maladies qui intéressent
plus spécialement nos parties dans leurs conditions vitales ; et *instrumentales* celles qui
sont produites par leur désorganisation; d'où
vient aussi la division dans l'action des médicamens, en *dynamique*, *mécanique* et *chimique*.

Les maladies sont divisées par les contro-
stimulistes *Italiens* en trois grandes classes :
hypersthéniques, hyposthéniques et irritatives. Les premières sont constamment le résultat d'un excitement morbide des forces vitales au dessus du type normal ; c'est le contraire pour les secondes. L'incitabilité dans
ces deux cas est altérée d'une manière durable et profonde, et malgré la cessation des
causes qui ont déterminé l'une ou l'autre condition morbide, la maladie parcourt successivement ses périodes, et ne saurait rétrograder
dans sa marche. On a eu tort de soutenir
tout récemment que les états hypersthénique
et hyposthénique n'entraînaient pas l'idée
d'une affection universelle. L'auteur de l'Ex-

position sommaire de la nouvelle doctrine médicale Italienne et de ses rapports avec la doctrine physiologique semble à ce sujet réformer , et rendre identiques les principes de MM. Thomasini et Broussais ; laissons parler le Professeur de Bologne : « Dans la qua-
» trième partie de mes recherches physiolo-
» giques sur la fièvre jaune d'Amérique , dit
» M. Thomasini, j'ai traité particulièrement de
» la diffusion, de l'excitation mobide locale qui
» est une source de maladies universelles , qui
» s'oppose aux principes trop exclusifs de
» Brown. Ces idées me furent dictées par les
» faits. J'observai dans la pratique de l'art ,
» que souvent l'affection d'une partie , quoi-
» qu'elle soit *diathésique* et curable par des re-
» mèdes généraux , se trouve néanmoins à un
» degré infiniment au dessus de celui de l'affec-
» tion des autres parties du corps. » (1) Ce pas-
sage nous fait apercevoir que les Italiens ne nient point l'existence des maladies générales , et que dans une affection partielle , le *feu phlogistique* (selon l'expression de M. Thomasini), s'accroît beaucoup plus dans la partie qui en est le siège , que dans le reste de l'économie.

_____

(1) Traduction de M. Vanderlinden.

Cette diffusion de l'excitation locale loin d'ex-
clure l'idée d'une maladie universelle, la fait
naître; l'exubérance de vitalité n'en est pas
moins considérée dans l'organisme d'une manière collective, et le trouble de plusieurs
fonctions qui résulte de cette sur-excitation
de toute l'économie, constitue bien à Bologne,
Pavie, Padoue, etc., une maladie diathésique
générale. D'ailleurs les contro-stimulistes dirigent leurs médicamens, non vers l'organe qui
entretient l'irritation, mais vers la diathèse
de stimulus ; ce point de vue thérapeutique
établit seul une grande différence entre les
deux nouvelles doctrines. En effet, pourquoi les Italiens font-ils couler à flots le sang
des individus atteints d'hypersthénie, en
même temps qu'ils prodiguent les remèdes
contro-stimulans ? Nous pensons avec M.
Borda qu'ils fixent d'abord leur attention sur
la diathèse hypersthénique, et qu'en détrui-
sant celle-ci, ils guérissent secondairement
et médiatement l'excitation locale.

M. le Professeur Borda s'explique ainsi dans
son traité de Pathologie générale : « *non tutti gli*
» *agenti agiscono ugualmente ; alcuni alzano l'ecci-*
» *tamento ed altri lo deprimono ; una serie di spe-*
» *rienze non lasciono dubbio che quando agiscono*

» *le dette potenze, domina la contrazione o il ri-*
» *lasciamento, cioé forza o debolezza* » ; dans
cette citation reparaît le *strictum* et le *laxum*
des méthodistes, et l'on y devient malade
par surcroît de force et par faiblesse : nous
ne pensons pas que cette force et cette faiblesse
soient locales. Il est surabondant d'insister da-
vantage sur un sujet qui a été exactement
traité par le célèbre médecin du Val-de-Grâce,
auquel nous sommes redevables d'avoir fixé
le siège de la plupart des maladies.

Des Diathèses de *stimulus* et de *contro-stimulus.*

Le mot diathèse a été jusqu'aujourd'hui
très-en vogue en médecine. Selon son étymo-
logie, il signifie disposition et constitution du
corps. Mais on s'en est servi de tout temps
d'une manière vague pour exprimer la santé
ou la maladie. Quelquefois les médecins com_
prennent sous ce nom, les causes, la maladie
et ses symptômes : delà les expressions de
diathèse scorbutique, vénérienne, cancéreuse,
goutteuse, phlogistique, vermineuse, etc,,
qui dominent encore malgré les progrès de la
science.

Le réformateur écossais pensant que la vi-

talité est susceptible d'être excitée au-delà des
bornes convenables, ou qu'elle peut être consumée par les stimulans, fait préexister ces
deux conditions morbides à toute affection
locale. Compagnes fidelles de toutes les maladies, elles leur impriment deux caractères
bien distincts : le sthénique et l'asthénique.
Les travaux de M. Thomasini, éclairés du
flambeau de l'observation, tendent chaque
jour à relever des erreurs qu'une mort pré-
maturée avait empêché Brown de reconnaître ; quoique les forces vitales puissent s'alté-
rer dans tout l'organisme, le professeur italien
pense que l'on doit faire de grandes exceptions
à l'universalité brownienne, et si le premier
mouvement fébrile, causé par un surcroît
d'excitement, semble précéder l'inflammation
partielle, cette fièvre, selon lui, ne constitue
cependant pas la diathèse.

Par diathèse, on entend en Italie une condition profonde et durable de l'organisation, en
vertu de laquelle une maladie survit à la cause
qui l'a produite : ou, ce qui est la même chose,
un état morbide des forces vitales trop excitées
ou par trop diminuées. Ainsi une violente
pneumonite est une maladie avec diathèse,
parce que, l'inflammation intéressant l'organe

pulmonaire dans ses conditions vitales , étend sesirradiations excitantes dans toute l'économie ; et que, quelle que soit son origine, elle parcourt successivement ses périodes sans qu'aucun contro-stimulant puisse la faire revenir sur ses pas.

On n'a pu se former une idée exacte des diathèses de l'école italienne, sans une étude approfondie des phénomènes que manifeste le principe vital du corps humain. Les efforts des philosophes ont été vains dans la recherche de son essence; mais ils sont parvenus à en découvrir les effets : ce principe, comme un attribut essentiel des êtres organisés, agit par lui-même, et ne dépend point des actions à l'aide desquelles il se découvre à notre esprit. Doué de mobilité et sensible aux impulsions des stimulans, il réagit sur ceux-ci, non seulement selon leur mode ou degré d'action, mais par une force qui lui est propre et qui se conserve d'elle même , bien que ces stimulans cessent d'agir; c'est une puissance qui embrasse toutes les propriétés vitales de l'économie : la sensibilité , l'irritabilité, la contraction et l'expansibilité. Dans l'état de santé elle est contenue dans des limites convenables , et pendant la maladie , elle se trouve altérée en plus ou en moins.

D'après ces données, la vitalité éprouve dans certaines maladies un trouble général qui, selon l'opinion la plus communément admise, ne peut avoir lieu que de deux manières : ou par un excitement au-delà des bornes qui constituent l'état de santé, ou bien par un excitement trop diminué. Ce sont là les deux diathèses hypersthenique et hyposthénique, ou pour parler un langage plus à la mode, les diathèses de stimulus et de contro-stimulus.

Les moyens de connaître les diathèses se réduisent à deux chefs principaux dans les ouvrages de Pathologie générale de l'Italie. On y recommande de tenir compte des circonstances qui précèdent la maladie, et de ne pas négliger les symptômes ni les effets obtenus par l'action des médicamens ; mais les symptômes qui se manifestent dans la même diathèse peuvent différer entr'eux, et sont souvent contraires : c'est pourquoi MM. Razori et Thomasini (1) préfèrent caractériser l'état diathésique d'après la nature des remèdes, et fixent surtout leur attention sur les effets que ceux-ci ont produit. Il n'est pas rare de voir la douleur de tête, le vomissement, la faiblesse et

_____

(1) *Febre gialla*, *P. LXXX et seq.*

la flaccidité des muscles coïncider avec un
pouls dur et vibrant et une chaleur excessive.
D'une autre part, on observe souvent dans la
même diathèse des symptômes tout-à-fait contraires, tels qu'un état soporeux, la veille; de
l'aridité et de la sueur, du froid et du chaud,
de l'appétence et de l'inappétence, etc. Cette
opposition avait engagé les gens de l'art à adop-
ter, dans le principe d'une affection, la méthode souvent pernicieuse à *juvantibus et læ-
dentibus*. Comme le nombre des maladies hypersthéniques est à peu près à celui des hyposthéniques comme quatre-vingt-dix-sept sont
à trois, on a senti l'inutilité d'un moyen dont
abusaient les esprits imbus de l'universalité
brownienne.

Des Maladies irritatives.

L'irritation est un état morbide des propriétés vitales de nos parties ; mais cette condition de l'excitabilité n'est pas la même que
dans les maladies diathésiques : 1° les puissances qui l'ont déterminée diffèrent essen-
tiellement, par leur manière d'agir, de celles
qui sont douées de propriété stimulante ; 2° les
maladies qu'elles produisent ne sont ni avec
excès ni avec diminution de forces ; 3° les

corps irritans semblent modifier, par une force qui leur est propre, les parties avec lesquelles ils sont en contact, et les phénomènes qu'ils peuvent manisfester sous toutes les formes possibles ne sont que des sympathies de troubles, de compression et de tiraillemens, produites par leurs propriétés mécaniques et chimiques.

Les affections irritatives diffèrent encore des maladies diathésiques en cela, qu'il suffit d'éloigner la cause irritante pour faire cesser tous les effets provenans de l'irritation ; au lieu qu'une maladie de diathèse suit inévitablement sa marche. Le mode d'action des substances appliquées à la fibre, le degré de lésion et les modifications que reçoivent les forces vitales, nous rendent raison de ces deux phénomènes ; c'est ainsi que l'on a dit que dans l'irritation la vitalité n'est altérée que superficiellement, et qu'au contraire dans l'état diathésique elle l'est d'une manière profonde et durable.

Les pathologistes rangent au nombre des puissances qui irritent mécaniquement, les plaies, les luxations, les corps étrangers qui ne peuvent obéir aux lois de l'assimilation ; les concrétions tophacées, les calculs, les

vers, etc. Les irritans qui agissent chimique-
ment sur la fibre vivante, se trouvent dans
quelques poisons, les miasmes et les conta-
gions.

Ces agens commencent à développer sur
nos organes une affection locale, qui ne devient universelle que par une diffusion lente
et progressive de l'excitation partielle, diffusion toujours irritative, quoiqu'elle ait lieu
comme par irradiation, *in radiorum morem.*

Les causes irritantes occasionnent des mouvemens de trouble dans les parties qui res-
sentent leur action, et les affections qu'elles
produisent semblent être retenues dans des
bornes qui ne leur permettent de devenir générales qu'en obéissant aux lois de sympathie
qui lient nos organes. Il n'en est pas ainsi pour
les puissances stimulantes. Celles-ci jouissent
d'une action prompte et diffusible ; elles exci-
tent tout-à-coup l'économie animale, et ré-
parent bientôt les forces épuisées : les liqueurs
spiritueuses, le vin, et l'opium répandent
aussitôt leur qualité stimulante dans tout l'organisme ; le fluide galvanique modifie la vitalité avec une célérité surprenante ; la chaleur
du printemps récrée par son influence tous
les êtres vivans, etc.

Considérations sur la Pathologie italienne.

La fibre vivante se contracte sous l'influence des stimulans et se relâche sous celle des contro-stimulans. M. Razori, pour juger du degré de contraction produit par ceux-là, a voulu soumettre au calcul les forces vitales, en parodiant l'échelle ingénieuse du réformateur écossais. Prenant pour boussole la force, la résistance et la mollesse du pouls, il augmente les quantités des contro-excitans, et les diminue ensuite jusqu'à rendre presque nulle leur action sur l'économie. Rolando, âgé de 36 ans, d'un tempérament bilioso-sanguin, d'un caractère vif et emporté, se livrant avec excès aux plaisirs de Vénus, entra à l'hospice Clinique le 15 avril 1821, après huit jours de mal-aise, accompagné d'un sentiment de pesanteur sur la poitrine, et dont il ignorait la cause. Il m'offrit les symptômes suivans : Douleur aigüe dans la partie moyenne de la poitrine, qui se propage à l'épaule; respiration courte et pénible, toux fréquente et sèche, chaleur générale et ardente; face rouge, yeux proéminens, pupille extrêmement contractée; soif intense; constipation; urines rares et enflammées; pouls dur et plein. — *Pres-*

cription. — Saignée de 17 onces , 25 grains de
kermès à prendre toutes les deux heures durant la journée : décoction d'orge pour boisson. Le lendemain les selles sont copieuses ; il
y a une légère moiteur ; le pouls n'est pas aussi
résistant à la pression , mais nulle améliora-
tion dans les symptômes ; Rolando dit même
éprouver une constipation pénible avec un
sentiment d'anxiété (*Même dose de kermès et
même boisson*). Vers le soir du même jour , in-
somnie, toux nulle, sueurs abondantes, pouls
petit et fréquent. Les 17 et 18 le malade pa-
raît dans un état de prostration ; il ne se plaint
du reste d'aucun mal (*Saignée de douze onces*).
La toux reparaît les jours suivans , mais avec
une expectoration visqueuse et des douleurs.

Il semble que l'action du kermès avait produit sur le tube digestif une irritation dont la
violence avait obscurci celle qui donnait lieu
à la toux : cependant la douleur du thorax
diminue; les sueurs sont modérées et par-
tielles ; les urines sont pendant plusieurs jours
rougeâtres et sans sédiment, le pouls devient
plus mou et moins fréquent (Le 23 , *quinze
grains de kermès* à prendre chaque deux
heures).

La langueur tranquille dans laquelle était

plongé le malade , son pouls petit et presque
imperceptible firent réduire chaque dose de
kermès à sept grains. La toux sembla s'amé-
liorer par une expectoration de mucosités
blanchâtres et visqueuses. Les jours suivans :
décoction d'une once de polygala dans une
livre d'eau jusqu'à réduction de moitié. On
cesse de donner du kermès. Le 28 , les urines
déposent un sédiment blanc et puriforme (*R.
lact. amygdal. dulc.* ℔j ; *syrup. althæ.* ℥ij ; *add.
nitrat. potass.* ℥iij ; *cap. cyath. omni bihorio*) ;
abcès vers les oreilles ; respiration plus facile
et , vers la partie moyenne de la sixième côte
gauche , douleur qui disparaît par l'application
d'un vésicatoire. Convalescence longue et pénible.

J'ai vu souvent M. Borda prescrire , sans le
moindre inconvénient , 90 grains de kermès
pendant le jour , lorsque la diathèse était très-
élevée ; et la fibre ayant perdu de son excitation par l'action prolongée de ce contro-stimulant , il arrivait que quelques grains du même
médicament excitaient ensuite le vomissement
chez celui qui , dans le principe de la maladie , en supportait une quantité aussi consi-
dérable.

Ces faits , confirmés par l'expérience , vin-

rent à l'appui des données émises par l'inven-
teur de la nouvelle Doctrine Italienne. Et
cette assertion fut bientôt regardée comme ir-
réfragable : « Que plusieurs substances médicamenteuses, considérées jusqu'alors comme
excitantes, développaient sur le solide vivant
une action contraire à celle des stimulans, et
que la fibre, dans une condition morbide
donnée, et excitée au-dessus de son type normal, soutenait facilement une dose extraordinaire des remèdes les plus actifs.» Depuis
cette découverte, M. Razori appela *contro-stimulantes* toutes les puissances qui, en vertu
d'une force qui leur est propre, abaissent l'*in-
citement* produit par les stimulans, et *excitantes* celles qui, appliquées au tissu organi-
que, en augmentent la vitalité.

. De telles opinions excitèrent des contro-
verses parmi les sectateurs de Brown. Pleine-
ment convaincus que tout ce qui peut influer
sur l'économie doit y produire des changemens par le seul stimulus et *manifestis impul-
sibus*, ils ne purent d'abord convenir de l'action contro-stimulante de la plupart des médicamens. Cependant quelques-uns, conduits
au lit du malade par la curiosité et le désir

d'apprendre ; et d'autres, profitant des observations relatives à la nouvelle théorie, ne tardèrent pas à revenir des idées browniennes. Ils pensèrent que les stimulans, tels que l'abus des liqueurs spiritueuses, le vin , un exercice immodéré, en produisant, par exemple, la synoque, déterminent la fibre à réagir et à se contracter. Cette affection ayant été combattue par les contro-stimulans, ils ne supposèrent plus à la digitale et aux antiphlogistiques une action stimulante qui , dans le cas qui nous occupe , aurait aggravé la maladie en augmentant le degré de contraction.

Brown, pour pallier les incohérences de son système ; se livra au torrent d'autres opinions non moins erronées et pernicieuses : il supposa gratuitement que tous les êtres animés ont chacun une dose déterminée d'excitabilité, et qu'à défaut de stimulans, elle peut s'accumuler jusqu'à produire la mort : de plus il attribua aux excitans la faculté de causer une vraie faiblesse, qu'il appela *indirecte*. M. Canavéri fut un des premiers qui réfuta de telles erreurs. Lorsque la nouvelle doctrine du contro-stimulus se répandit en Italie, on admit, à son exemple, que le principe vital résultait d'une sécrétion du cerveau (1). En conséquence, l'excitabilité serait une propriété indéterminée de la fibre, par laquelle celle-ci ressent l'action des substances qui l'affectent, et elle peut être consumée ou accrue selon qu'elle est soumise aux contro-stimulans ou aux stimulans.

M. J. Razori, en modifiant le système de Brown, a voulu rendre l'exposition de sa pratique claire et précise; selon lui, tous les corps de la nature, capables d'agir sur l'économie animale, se divisent en deux ordres, stimulans et contro-stimulans, lesquels se détruisent dans leurs effets. La fibre est susceptible d'en éprouver l'action, et reçoit des modifications particulières chaque fois qu'elle est impressionnée par les uns ou par les autres. Les stimulans produisent la vie, leur excès donne lieu aux maladies hypersthéniques, et ils constituent l'état de santé quand ils se trouvent en proportion convenable. Les contro-stimulans causent l'asthénie. On doit donc entendre par contro-stimulus tout ce qui, appliqué à la fibre vivante, détermine

_____

(1) *Nozione generale sulla teoria del controstimolo del dottore Della-Valle*, pages 46, 47.

2..

en elle une action opposée à celle du stimulus, et détruit les effets de celui-ci. M. Thomasini, dans son Mémoire sur les effets de la
digitale pourprée, inséré dans le Journal de
la Société médico-chirurgicale de Parme, vol.
III, 1817, définit ainsi le contro-stimulus « *Col*
» *nome di controstimoli devousi intendere quelle*
» *potenze che fanno languire e che deprimono l'ec-*
» *citemento non per sottrasione alcuna di stimolo,*
» *ma abbassandolo dirretamente essi stessi col pro-*
» *ducere nelle fibre un movimento opposto, uno stato*
» *opposto ed antagonista a quello in cui consiste*
» *l'eccitarsi della fibra medesima.* »

Admettant que le contro-stimulus agit en
sens inverse du stimulus, il s'ensuit que l'état
de la fibre, durant l'action de la première
puissance, est diamétralement opposé à celui
dans lequel elle se trouve sous l'influence de
la seconde.

Si la fibre vivante se trouve dans un état de
relâchement, l'on voit bientôt une diminution d'excitement dans tout le système : les
contractions du cœur perdent de leur énergie
et ne donnent plus que des pulsations faibles,
qui deviennent même imperceptibles par l'action trop prolongée du contro-stimulant ; le
contraire se manifeste dans une violente excitation.

Lorsque la diathèse de stimulus entretient dans le système circulatoire une contraction dont l'excès opprimé les forces vitales, les contro-stimulans font cesser cet état, et ramènent les mouvemens du cœur à leur type normal, comme on l'a souvent observé après l'abus de l'opium.

Le système sanguin ne ressent pas seul l'action contro-stimulante des médicamens ; les nerfs et le cerveau la partagent et donnent naissance à des mouvemens irréguliers et convulsifs qui réclament souvent l'usage de certains remèdes contro-excitans (1).

---

(1) On s'est servi avec succès de la noix vomique dans le tétanos et l'épilepsie : Dondelli (Antoine), âgé de 22 ans, entra à l'hôpital de Pavie, le 2 janvier 1807, époque où le professeur Raggi en avait la direction médicale. Depuis l'âge de 14 ans, le malade éprouvait fréquemment des accès épileptiques. Un médecin lui prescrivit quelques poudres dont on n'a pu connaître la nature, et qui ne produisirent aucun effet avantageux. Quelque temps avant sa réception à l'hospice Clinique, les accès de Dondelli se renouvelaient tous les cinq jours, avec une abolition complète des sens et émission de matières fécales ; sa face était comme enflammée, ses yeux rouges et ardens, son pouls plein, dur et fréquent. Tous ces symptômes

Dans les dyspepsies, les cardialgies et au-
trés affections produites par une sur-excitation de l'estomac, les partisans de la nouvelle
doctrine ont une pleine confiance dans l'emploi du bismuth qui, à titre de contro-stimulant, dissipe à lui seul les nausées, les vomissemens, le sentiment de plénitude et les dou-

---

existant encore lorsque Raggi l'examina, on présuma
que l'affection était une épilepsie hypersthénique, et
l'on en commença le traitement par des saignées aux
jugulaires, des sangsues aux tempes, décoction d'orge
nitrée, sulfate de soude, tartrite antimonié de potasse, lavemens ; fomentations à la tête avec l'eau de
Schmucker, et diète végétale. Cette méthode anti-
phlogistique tronqua les paroxysmes, mais elle ne
put opérer une guérison parfaite. Le 9, des tremble-
mens accompagnés de vertiges semblent annoncer un
nouvel accès : on s'empresse de prescrire au malade
un grain de noix vomique mêlé à six parties de sucre,
à prendre toutes les deux heures. Le lendemain et les
jours suivans, l'individu fut d'un mieux-être sensible,
et sortit bientôt de l'hôpital.

Cette observation m'a été communiquée par un médecin qui a été témoin des faits qu'elle présente ; et
l'on a remarqué que le pouls de cet épileptique donnait 73 à 75 pulsations par minute avant la première
dose de noix vomique, et qu'il n'en offrait plus que
50 à 55 ensuite.

leurs gravatives qu'éprouvent ordinairement les malades (1).

On divise les contro-stimulans en plusieurs ordres : en forts et faibles , en simples et composés. Les contro-stimulaus simples sont ceux qui agissent sur la fibre en déprimant l'excitement ; les composés exercent sur le tissu vivant un mode d'action particulier ; tels sont les émétiques , les purgatifs , les dia- phorétiques , etc. Comme plusieurs remèdes paraissent agir spécialement sur quelques vis-

---

(1) Nous sommes redevables au professeur Odier , de Genève , d'avoir introduit dans la matière médi- cale l'oxyde de bismuth. En 1786 , ce célèbre prati- cien soigna un individu qui avait depuis long- temps une irritation de l'estomac des plus opiniâtres. Après plusieurs tentatives inutiles , il recourut à l'oxyde de bismuth dont l'administration fut suivie d'un heureux succès. Il le prescrivit ensuite avec le même avantage dans les dyspepsies *irritatives,* ainsi que M. Buttini , qui , avant la publication de l'ouvrage de M. Odier , avait déja reconnu avec Bokn l'effica- cité de ce médicament dans l'affection de l'organe digestif.

M. Borda emploie le bismuth toutes les fois que l'irritation de l'estomac est accompagnée de la dia- thèse de stimulus : il le combine toujours avec la ma- gnésie calcinée.

cères, on les a distingués en universels et topiques. Les médicamens universels agissent
sur tout le système (1); les topiques dirigent
leur action sur une partie plutôt que sur telle
autre; mais quoique ceux-ci influent par une
affinité élective des organes déterminés; ils
font aussi ressentir leurs effets contro-stimulans
à toute l'économie.

La table que je joins ici donnera une idée
de la prédilection de quelques remèdes sur
les organes malades. Je la présente telle qu'elle
est dans plusieurs ouvrages qui traitent de la
nouvelle Théorie médicale italienne (*).

Tous les médicamens rangés dans la classe
des contro-stimulans, agissent de deux manières sur la fibre : par leur action *mécanique*,
en irritant le tissu des organes, et par leur action *dynamique*, en diminuant la vitalité. Ainsi
l'émétique, le kermès, etc. , mis en contact
avec les tissus organiques, peuvent y déter-
miner une irritation, qui n'est, selon les contro-stimulistes, que momentanée. Celle-ci ne
ne produit pas de changemens sensibles dans
l'organisation, et la propriété qu'on attri-

---

(1) *Voyez* la table de M. Borda , à la fin de l'ouvrage.

TABLE DES CONTRO-STIMULANS TOPIQUES.

MALADIES STHÉNIQUES UNIVERSELLES.	MALADIES DU SYSTÈME NERVEUX.	MALADIES DU SYSTÈME MUSCULAIRE ET CUTANÉ.	MALADIES DU SYSTÈME LYMPHATIQUE.
Eau de laurier-cerise. Digitale pourprée. Valériane. Serpentaire de Virginie. Les acides. Les sels neutres. Le fer et ses préparations. Tous les contro-stimulans.	Noix vomique. Belladona. Narcisses. Chardon - roland. Oxyde de zinc. Oxyde de cuivre. — Ammoniacal.	Fève de St.-Ignace. Douce-amère. Arsénic. Antimoine et ses préparations.	Digitale. Gratiole officinale. Scille. Tartrite acidule de potasse. Nitrate de potasse.

MALADIES DU SYSTÈME URINAIRE.	MALADIES DU TUBE INTESTINAL.	MALADIES DE L'ESTOMAC.	AFFECTIONS DE POITRINE.
Eau de feuilles de persil. Cantharides. Térébenthines. Les baumes.	Colombo. Augusture. Simarouba. Gomme gutte.	Quassia amer. Gentianes. Petite centaurée. Oxyde de bismuth. —de manganèse.	Polygala. Scille. Ipécacuanha. Baumes. Myrrhe. Kermès minéral.

AFFECTIONS PARALYTIQUES.

Rhus toxicodendron. — Rhus radicans. — Arnica. — Cantharides.

bue aux médicamens de donner atteinte au principe vital en le consumant, empêche qu'une inflammation se développe dans les parties qui ont d'abord reçu l'influence de cette action mécanique.

Dans toute affection hypersthénique, il est de la plus grande importance que le contro-stimulant soit proportionné à l'état de contraction de la fibre. En général, si la dose du médicament n'est pas suffisante, on observe ordinairement après son action une rémission incomplète des symptômes, et quand elle est en excès, il se manifeste plusieurs phénomènes morbides; ainsi les nausées, les vomissemens, la cardialgie, l'anxiété, un sentiment de pesanteur à la région épigastrique, etc., sont un témoignage certain de la surabondance du contro-stimulus. Les abus ne sont pas moins faciles à reconnaître sur le système circulatoire et sur le cerveau; c'est ainsi que s'exprime M. Borda à ce sujet : « L'excès du » contro-stimulus s'annonce par la lenteur du » pouls, qui peut aller au point de faire crain- » dre la cessation des mouvemens du cœur, et » c'est un signe que le contro-stimulus a dépassé » les limites entre lesquelles est renfermée l'ac- » tion naturelle de cet organe. Ce phénomène

» néanmoins n'est pas toujours constant, car
» il arrive que les mouvemens du cœur se trou-
» vent dans un état opposé, c'est-à-dire, qu'au
» lieu de lenteur, il survient dans le pouls une
» fréquence extraordinaire. L'observation seule
» peut conduire à la connaissance de ces deux
» états particuliers du cœur sous l'influence
» du contro-stimulus. Je ne dois pas passer sous
» silence les conséquences que l'action trop
» forte du contro-stimulus peut avoir sur le
» cerveau. Elle donne lieu à tous les symptô-
» mes qui annoncent un défaut d'énergie dans
» le système nerveux, lequel se montre sous
» la forme d'assoupissement, de fatuité, de
» délire, de vertige, de stupeur, bourdonne-
» ment d'oreille, et une espèce de légèreté et
» d'aliénation mentale. A peine la trop grande
» action du contro-stimulus s'est-elle fait sentir
» sur le cerveau, qu'elle s'étend à tous les nerfs;
» d'ou naissent les convulsions et quelquefois
» des mouvemens aux extrémités. Dans d'au-
» tres circonstances, la vue s'obscurcit comme
» cela a lieu après l'usage de la belladona,
» ou bien les yeux restent éblouis, comme
» après l'emploi de la digitale. On doit dire la
» même chose des autres sens qui sont plus ou
» moins modifiés. Outre cela, par le moyen

» des nerfs, le système musculaire donne des
» signes d'une trop forte action du contro-sti-
» mulus par le désordre de leurs mouve-
» mens (1).

Lorsque le contro-stimulus agit avec trop
d'énergie, il faut d'abord en diminuer la dose,
ou abandonner son usage si le degré d'intensité
de son action a privé la fibre vivante de pou-
voir ressentir l'influence des stimulans ; on
devra alors recourir aux excitans les plus dif-
fusibles pour rétablir dans la machine l'alter-
native des mouvemens de contraction et de
relâchement qui constituent la santé. Mais
on examinera soigneusement si la diathèse
de stimulus n'existe point, ou si elle n'inté-
resse point quelques viscères. Nous avons vu
à l'hospice de Pavie deux individus devenir
les victimes d'une méprise de la part d'un
praticien expérimenté : on les croyait dans un
état d'asthénie complète, et quelques jours
après avoir pris forte dose de camphre, d'eau
de menthe poivrée et de carbonate d'ammoniaque, ils succombèrent à l'intensité d'une inflammation des poumons.

---

(1) Traduction du Traité de M. Borda, sur la
théorie du contro-stimulus, par M. J. Coster.

M. Psomas, docteur en médecine de l'université de Pavie, jeune homme de la plus haute espérance, ayant passé quelque temps à Paris, pour perfectionner ses études médicales, revint à Pavie pour suivre la clinique du professeur Borda. Quelque temps après son arrivée dans cette ville, le 7 février 1821, il fut consulté par un de ses amis qui était atteint d'une dysenterie depuis deux mois et demi environ. La face pâle et abattue du malade, un pouls petit, mais résistant à la pression, des déjections muqueuses et d'autres symptômes hyposthéniques en apparence, firent présumer au jeune médecin que cette affection était d'une nature asthénique. Il prescrivit quelques doses d'extrait de quinquina combiné avec le colombo, dans l'intention de rétablir le ton du tube intestinal. Quelques heures se passèrent sans changemens bien sensibles; mais, vers le soir du même jour, des symptômes effrayans se manifestèrent : l'individu portait fréquemment les mains à la tête, le visage était rouge, le pouls dur et plein; un état comateux faisait présager une congestion sanguine au cerveau. Dans la crainte d'avoir adopté une fausse méthode de traitement, M. Psomas recourut à la sagacité d'un

médecin de Pavie qui, à l'aide des antiphlogistiques, fit disparaître, dans peu de temps,
l'affection symptomatique et la dysenterie.

Ces observations nous avertissent assez que
le praticien ne doit pas employer les puissances stimulantes dans l'état qui nous occupe,
avant d'avoir préalablement établi un diagnos-
tic certain. Mais est-il toujours possible de
bien caractériser une maladie, et de juger
convenablement des associations et des suc-
cessions morbides ?

Il arrive quelquefois qu'un contro-stimulus,
portant son action élective sur un organe,
produit un état d'asthénie qui se borne à ces
parties, pendant que la diathèse de stimulus
occupe toute l'économie; il convient alors de
changer le remède, ou d'en diminuer au moins
la dose.

M. Razori a observé que les effets des substances contro-stimulantes sont plus marqués,
plus prompts et plus permanens que ceux des
sitmulans. Le professeur Borda attribue ce phénomène à la plus grande facilité que nous avons
de diminuer la somme du principe vital, que
de l'accroître. Il en résulte que la fibre constro-
stimulée peut résister plus long-temps à l'action
des stimulans que celle qui n'a pas encore éprou-

vé l'influence des puissances contro-stimulantes. C'est d'après ces considérations que le réformateur de Pavie prescrivait à des doses excessives le camphre, le carbonate d'ammoniaque,
les éthers, l'opium, lorsque la maladie, d'hypersthénique, était devenue hyposthénique.

Après avoir examiné successivement les principes qui constituent la nouvelle doctrine
médicale italienne, il me reste à présenter
quelques considérations relatives à la matière médicale. MM. Razori et Borda se sont
réunis pour établir la vraie action de plusieurs
substances médicamenteuses ; ces deux célè-
bres Professeurs ayant prescrit avec succès
l'eau cohobée de laurier - cerise dans les
maladies de poitrine inflammatoires, bientôt plusieurs médecins imitèrent leur exemple
et se livrèrent aux recherches les plus exac-
tes sur les individus qui furent victimes de
ce médicament. Mortinner, Juguenhouse,
Murray, Fontana, Plenk, Méad, Canaveri,
M. Balbis, professeur de botanique à Lyon,
assurèrent à diverses époques n'avoir jamais
trouvé la moindre trace d'inflammation ou
d'autres désordres qui pussent attester l'action stimulante de ce médicament. Les animaux soumis à des expériences présentèrent

constamment à M. Borda le cœur relâché et vide de sang.

Mais M. Borda n'a-t-il jamais eu à redouter ce contro-stimulant dans les affections inflammatoires des poumons ? Je l'ignore. Depuis plusieurs années, ce praticien semble méconnaître les propriétés si vantées de l'eau cohobée de laurier-cerise, et ne la considère plus comme la panacée des inflammations. Je l'ai suivi pendant huit mois à l'hospice Clinique; plusieurs cas se sont offerts où ce médicament ne pouvait être contre-indiqué, et jamais M. Borda n'a cru devoir lui donner la préférence. Les raisons que m'en a données M. Cathaneo, médecin assistant à la salle *Bordiana,* paraissent fondées. Il arrive souvent que les péripneumoniques traités par l'eau cobobée tombent ensuite dans un état de faiblesse qui réclame les stimulans les plus forts , et que ceux-ci, loin d'avoir des succès, paraissent hâter la mort des malades ; ces observations ont dû frapper M. Borda lui-même, qui dans le cours d'une année n'a jamais employé le remède dont il s'agit, sur 67 péripeumoniques qu'il a traités. Il est probable que le Professeur de Pavie aura reconnu l'infidélité de l'eau de laurier-cerise , et les suites funestes qu'elle entraîne.

Cependant quelques médecins préconisent encore ce médicament, sans que les faits sur lesquels ils se fondent soient bien connus ; attendons que le temps décide. Si l'on réfléchit à l'action de plusieurs substances médicamenteuses, on ne rencontre que trop souvent des problèmes que l'expérience seule saura peut-être résoudre : la vérité, dit un auteur instruit, a plus d'empire que les plus sublimes raisonnemens fondés sur des hypothèses.

M. Michel-Foderà, médecin distingué par ses connaissances dans la capitale du monde savant, a publié en 1821 un ouvrage qui ne saurait être assez lu. Ce savant philantrope examine avec autant de profondeur que de sagacité plusieurs théories. En rendant hommage à la vérité, il fait connaître la nécessité d'étudier l'ensemble des connaissances médicales, et pense que ces connaissances ne sont pas aussi vastes et aussi étendues que le vulgaire des médecins l'imagine, lorsqu'on étudie sur le livre véritable et simple de la nature (1). Espérons que cet exemple ne sera pas perdu pour

---

(1) Histoire de quelques Doctrines médicales, comparées à celle du docteur Broussais, par Michel Foderà.

la science , et qu'un jour les propriétés bien connues des médicamens donneront une base solide à la thérapeutique , et simplifieront la théorie de la médecine.

FIN.

TABLE

DES PRINCIPAUX MÉDICAMENS;

Par M. BORDA, *professeur à l'Université de Pavie.*

~~~~~~~~~

PREMIÈRE CLASSE.

Stimulans.

ACIDE carbonique.
Alcohol.
Ammoniaque.
Calorique.
Camphre.
Canelle.
Electricité.

Ethers. (les)
Huile essentielle de menthe.
De canelle et de girofle.
Liqueurs fermentées.
Musc.
Opium.
Phosphore.

~~~~~~~~~

SECONDE CLASSE.

Contro-stimulans.

Acides, acétique, muria-
tique.
Nitrique et sulfurique.
Aconit.
Aloës.

Alun et ses préparations.

Ambre gris.
Angélique.
Angusture.

Antimoine et ses prépara-
   tions.

Aristoloche.

Armoise.

Arnica.

Arsenic.

Assa-fœtida.

Aunée.

Baies de génévrier.

Baumes (les)

Belladona.

Benjoin.

Bismuth et ses prépara-
   tions.

Bistorte.

Café.

Camomille.

Canne aromatique.

Cantharides.

Cascarille.

Casse.

Castor.

Centaurées.

Chardon des prés.

Chicorée.

Ciguë.

Colchique autumnal.

Cochléaria.

Colombo.

Coloquinte.

Cresson.

Digitale pourprée.

Douce-amère.

Eau distillée de feuilles
   de laurier-cerise.

— de feuilles de pêcher.

— d'amandes-amères.

— de noyau de cerises
   noires.

— de prunier.

Erysimum officinal.

Erysatoire.

Euphorbes.

Fer et ses préparations.

Fève de Saint-Ignace.

Fougère mâle.

Fumeterre.

Galbanum.

Gentianes.

Gomme ammoniaque.

Gomme-gutte.

Gratiole.

Gayac.

Ipécacuanha.

Joubarbe. (la grande)

Laitue pommée.

Magnésie.

Manne.

Miel.

Myrrhe.

Narcisse des prés.

Nitrate d'argent.

Nitre et tous les nitrates.	Saponaire.
Noix de Galles.	Sauge.
Noix muscade.	Saule.
Noix vomique.	Savon.
Oignon.	Scammonée.
Oseille.	Scordium.
Oseille sauvage.	Scorsonaire.
Pétasite.	Scille.
Plomb et ses préparations.	Séné.
Poivre.	Serpentaire de Virginie.
Polygala de Virginie.	Soude et ses préparations.
Potasse et ses préparations.	Soufre.
Quassia-amer.	Stramonium.
Raifort.	Sucre.
Renoncules.	Tabac.
Réglisse.	Tamarin.
Rhubarbe.	Térébenthine.
Rhue.	Thés.
Rhus radicans.	Tormentille.
Rhus toxicodendron.	Trèfle d'eau.
Sabine.	Valériane.
Safran.	Vanille.
Salsepareille.	

ERRATA.

Page 6, ligne dernière, au lieu de *lasciono*, lisez *laschiono*.
Page 10, à la note, au lieu de *febre*, lisez *febbre*.
Page 20, ligne 7, au lieu de *devoasi*, lisez *devonsi*.

Imprimerie de MIGNERET, rue du Dragon, N.º 20.

www.ingramcontent.com/pod-product-compliance
Lightning Source LLC
Chambersburg PA
CBHW050528210326
41520CB00012B/2486